HOPITAL SAINT-LOUIS

Service de M. le Docteur E. BESNIER

ACCIDENTS

CONSÉCUTIFS A LA SYPHILIS

DESTRUCTION DE L'APPAREIL NASAL EN TOTALITÉ,
DE LA VOUTE PALATINE, DU VOILE DU PALAIS,
DE L'ARCADE DENTAIRE SUPÉRIEURE, DE TOUT L'APPAREIL
PHARYNGIEN SUPÉRIEUR, ETC.

MOYENS D'Y REMÉDIER

PAR

Le Dr GOLDENSTEIN

CHIRURGIEN-DENTISTE

(SUCCESSEUR DU Dr DELESTRE)

PHOTOGRAPHIE DU SUJET AVANT ET APRÈS LA RESTAURATION

PARIS

LIBRAIRIE J.-B. BAILLIÈRE ET FILS

19, rue Hautefeuille, près le boulevard Saint-Germain

1886

Observation présentée à l'Académie de médecine.

Séance du 8 Juin 1886.

HOPITAL SAINT-LOUIS
Service de M. le Docteur E. BESNIER

ACCIDENTS
CONSÉCUTIFS A LA SYPHILIS

DESTRUCTION DE L'APPAREIL NASAL EN TOTALITÉ,
DE LA VOUTE PALATINE, DU VOILE DU PALAIS,
DE L'ARCADE DENTAIRE SUPÉRIEURE, DE TOUT L'APPAREIL
PHARYNGIEN SUPÉRIEUR, ETC.

MOYENS D'Y REMÉDIER

Par le Dr GOLDENSTEIN

CHIRURGIEN-DENTISTE

Les médecins et les chirurgiens peuvent apprécier aujourd'hui toutes les ressources de l'art prothétique et juger les importants services qu'il peut rendre aux malades que la syphilis, surtout, a défigurés en produisant des pertes de substance plus ou moins considérables.

Cette terrible et insidieuse affection altère-t-elle ou détruit-elle un organe ? les fonctions de celui-ci se trouvent nécessairement altérées ou supprimées.

L'art prothétique intervient alors, et les fonctions sont rétablies ; des figures trop souvent devenues hideuses reprennent leur aspect normal !

L'observation suivante présente, dans ce genre,

un exemple des plus remarquables que deux photographies de la malade, l'une avant, l'autre après la restauration, permettent de juger. Une troisième photographie est consacrée à l'appareil.

Arrivons tout de suite au but en prenant la malade telle que nous l'a confiée le savant dermatologiste de Saint-Louis, le Dr E. Besnier, que nous devons remercier ici de ses renseignements obligeants.

SYPHILIS CONJUGALE.

R... s'est marié à 30 ans sans se douter qu'il était infecté et il donne la syphilis à sa femme.

Deux fausses couches, l'une à six semaines, l'autre à trois mois ; un enfant mort à six semaines.

Début en 1880, par le pharynx (un mois après la mort de l'enfant) ; aucun médecin ne fut appelé. Dix-huit mois plus tard la surface du dos du nez devint le siège d'une ulcération qui progressa de dehors en dedans. Jamais de traitement.

Etat au moment de l'entrée à l'hôpital.—Immédiatement en arrière de la base de la langue se voit un orifice en forme d'U, au centre d'un diaphragme vertical constitué par les piliers antérieurs du voile du palais adhérant à la base de la langue ; l'ouverture de l'U est supérieure et correspond à la place qu'occupaient, avant leur destruction, la luette et le voile du palais. Tout l'appareil pharyngien supérieur et l'appareil nasal supérieure ont disparu, ils sont remplacés par une vaste caverne, dont le fond n'est autre que la face antérieure de la colonne cervicale.

Vaste caverne également à la place de l'appareil nasal tout entier. Le nez a disparu dans sa totalité, laissant à sa place une ouverture losangique de 2 à 3 centimètres de large par laquelle on peut observer les mouvements qui se passent dans la bouche et l'arrière-gorge, la voûte palatine ayant disparu. Le sens olfactif est aboli.

La langue a conservé presque tous ses mouvements ainsi que sa faculté gustative. Les larmes s'écoulent facilement dans la caverne. Les yeux sont intacts.

Les joues et les régions maxillaires sont envahies par une ulcération recouverte de croûtes jaune-verdâtre; avec bordure polycyclique périphérique.

Etat général satisfaisant. Pas de cachexie. En deux mois la cicatrisation fut complète sous l'influence de quelques frictions et de petites doses d'iodure de potassium.

(Voir le traité des Maladies vénériennes du Dr Julien. Deuxième édition, page 795.)

Cette note donne au lecteur une idée suffisante de la gravité des altérations, de l'étendue des pertes de substance et des troubles fonctionnels qui en ont été la conséquence, pour nous permettre d'aborder immédiatement notre sujet.

Première difficulté : *Moulage de la mâchoire*.

Au niveau de la commissure gauche de l'ouverture buccale, la malade offre une bride cicatricielle qui empêche l'introduction d'un porte-empreinte, car l'écartement des arcades dentaires présente, en avant, 2 centimètres à peine au lieu des 5 ou 6 de l'état normal.

Pour surmonter cet inconvénient, nous avons dû prendre l'empreinte en deux temps.

Moulage de la moitié gauche de la mâchoire (avec du sten), sortie de la bouche, durcissement, découpage de façon à pouvoir mouler l'autre moitié pendant que la première est remise en place et maintenue par un aide. Cette seconde moitié, tout en se moulant sur la muqueuse, se moule en même temps sur le bord interne de la première, de telle sorte que les deux moitiés étant sorties de la bouche isolément, s'ajustent et sont réunies de manière à former une empreinte totale comme si elle eût été prise en un seul temps.

Après viennent :

1° Le moulage en plâtre obtenu très correctement.

2° Le moulage en zinc.

3° La plaque mince estampée s'arrêtant au niveau du bord de la solution de continuité de la voûte palatine et s'enfonçant de 5 à 6 millimètres dans l'excavation pour fixer solidement l'appareil en aug-

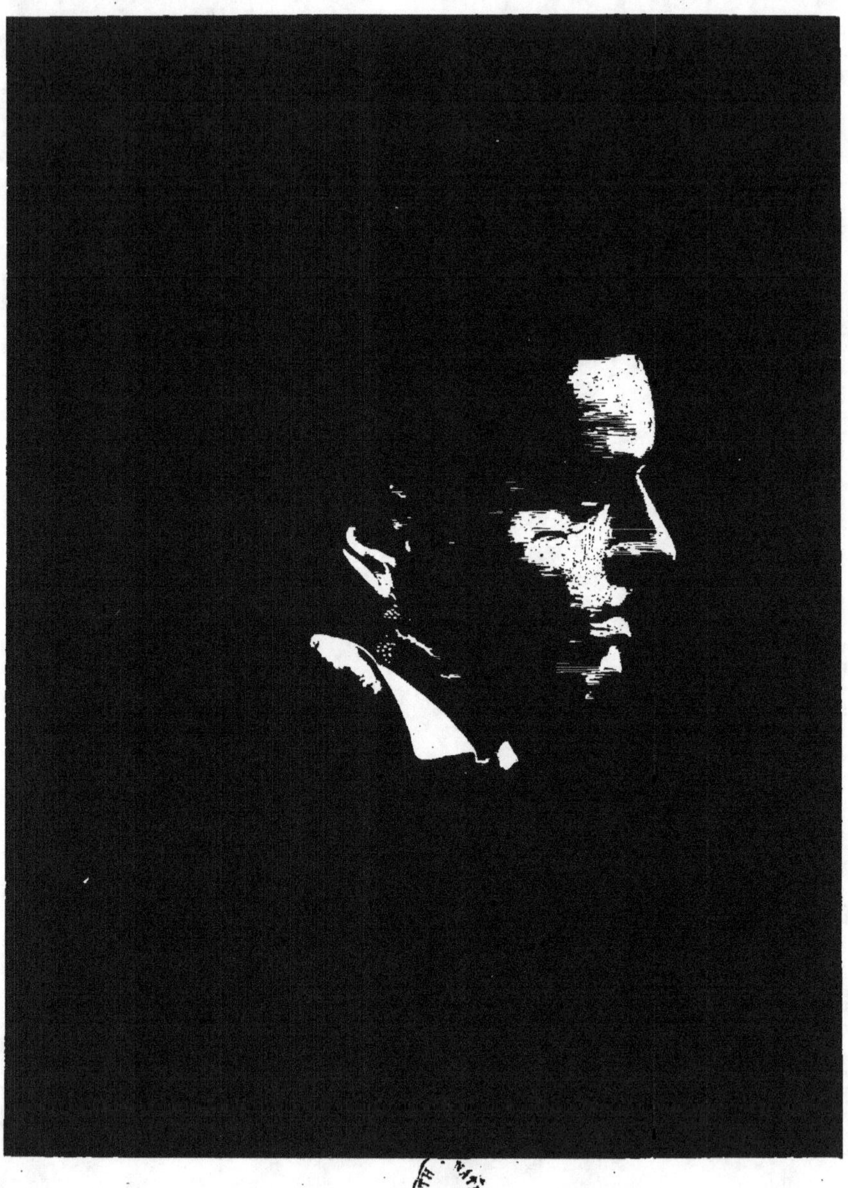

Cliché de F. Méheux

Restauration prothétique. (Par le Dr GOLDENSTEIN.)

DESTRUCTION DU NEZ, DE LA VOUTE PALATINE, DU VOILE DU PALAIS, ETC.

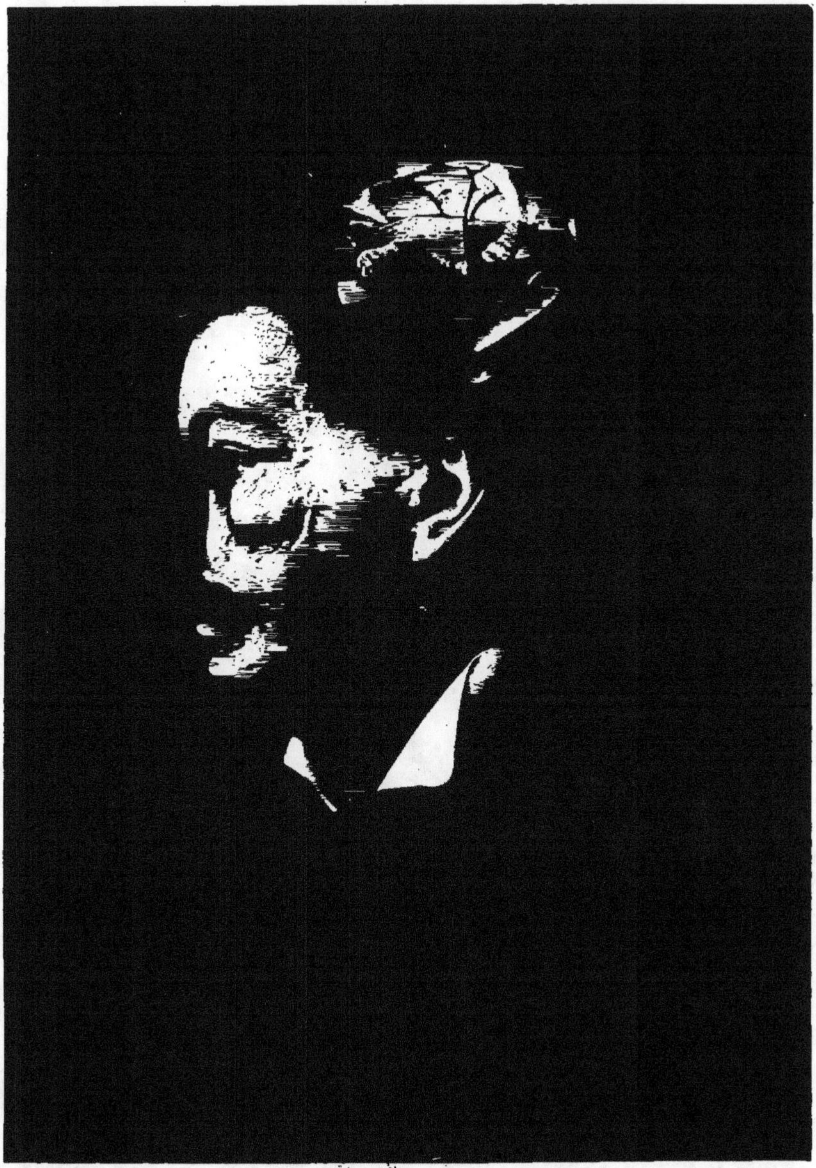

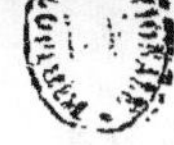

Cliché de F. Méheux.

Avant la restauration.

mentant la surface de son point d'appui, car il ne reste dans la bouche :

A gauche, que la deuxième petite et la première grosse molaire, peu solides.

A droite, que la canine et la première petite molaire. Encore cette dernière est-elle déchaussée, ébranlée et déviée.

Il fallait donc avoir recours à d'autres points pour fixer solidement l'appareil qui, après avoir remplacé la voûte palatine, se prolonge en arrière pour reproduire le voile du palais, tandis qu'en avant il remplace la canine gauche, les incisives supérieures et porte le nez qu'il fixe à son tour solidement et se trouve lui-même consolidé par les points d'appui que prend ce dernier sur les parties osseuses de la face.

Voici comment ces deux appareils se réunissent en se prêtant un mutuel secours.

Deux tiges verticales s'élèvent de la face supérieure du palais dans l'intérieur des fosses nasales et supportent un tube quadrilatère horizontal ayant la direction de la cloison. Ce tube est destiné à recevoir un double ressort glissant dans sa cavité et se continuant en avant pour pénétrer dans la paroi du nez, par sa face postérieure, après avoir fourni trois branches divergentes qui le pénètrent aussi de la même manière.

Toutes ces parties, excepté le nez, sont en or et, du côté de la bouche, la plaque obturatrice est recouverte par une mince couche de caoutchouc dont la couleur est celle de la muqueuse buccale.

On voit que c'est par l'intermédiaire du double ressort que nous avons ajusté et fixé, au bord de la large cicatrice extérieure, le nez de la malade après avoir moulé la face par le procédé ordinaire.

Les deux appareils buccal et nasal, une fois en place, n'en forment qu'un seul (comme on le voit sur la photographie) et d'une solidité remarquable, vu les difficulté du cas.

La malade retire et remet les deux pièces facilement; avec cette restauration elle parle convenablement ; la mastication et la déglutition sont faciles. Elle peut se présenter sur la voie publique sans être remarquée.

Si elle est privée de son appareil on ne la comprend plus, la mastication et la déglutition sont à peu près impossibles, et, pour se nourrir, elle est obligée de mettre les aliments en boulettes et de les jeter dans son gosier.

Cet appareil ne produit aucune gêne et lui procure depuis deux mois un bien-être relatif qu'elle apprécie infiniment.

Chose digne de remarque, l'olfaction, complètement nulle en son absence, reparaît lorsqu'il est en place, ce qui est dû, sans doute, au courant d'air inspiré que le nez dirige vers la lame criblée de l'ethmoïde.

Paris. — Typ. A. Parent, A. Davy, succ^r, rue Madame, 52.

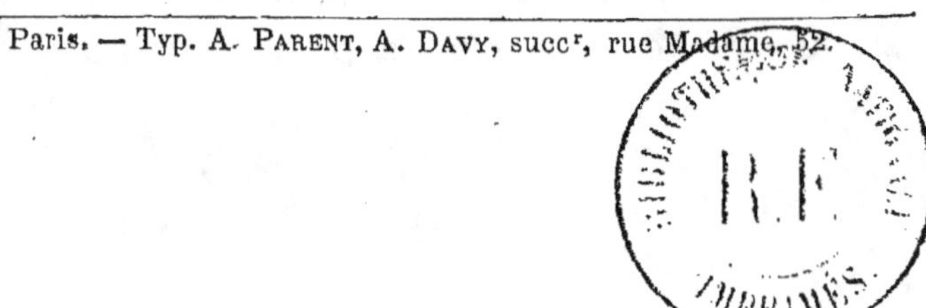

APPAREIL BUCCAL ET NASAL (GRANDEUR NATURELLE).

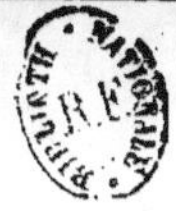

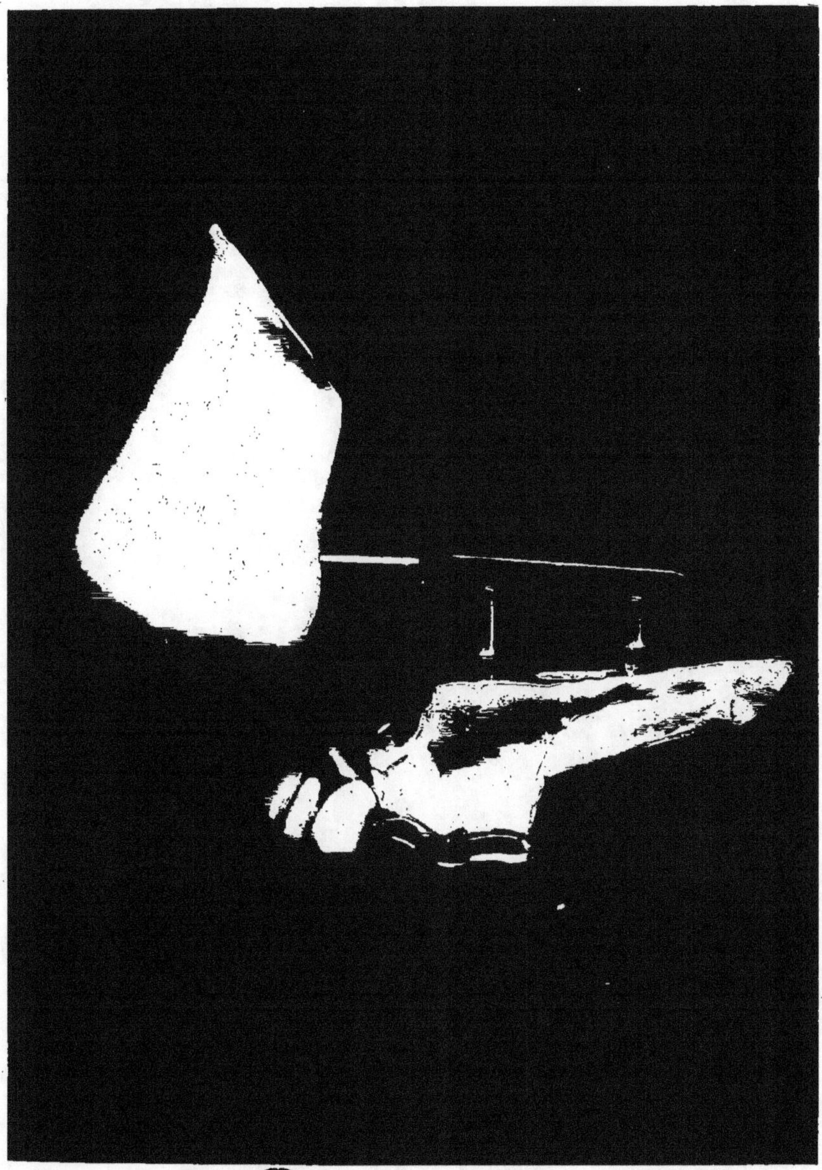

Cliché de F. Méheux.

(Dr GOLDENSTEIN.)

186